CONSIDÉRATIONS

SUR LES

DERNIÈRES COMMUNICATIONS

AU SUJET DU

TRAITEMENT DE LA DIPHTÉRIE

PAR

M. DUBOUSQUET-LABORDERIE

Mémoire lu à la Société de Médecine Pratique, 4 Juillet 1889

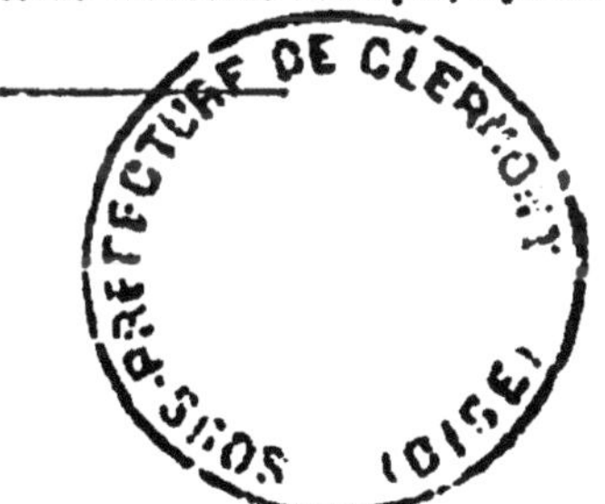

PARIS

BUREAU DES PUBLICATIONS DU *Journal de Médecine de Paris*

35, BOULEVARD HAUSSMANN, 35

—

1889

CONSIDÉRATIONS

SUR LES DERNIÈRES COMMUNICATIONS

AU SUJET DU

TRAITEMENT DE LA DIPHTÉRIE

PAR

M. DUBOUSQUET-LABORDERIE

———

Par une communication à la Société de médecine pratique, où j'exposais le 3 janvier dernier, les résultats obtenus dans le traitement de la diphtérie par la méthode du Dr Gaucher et où je donnais une statistique, 84 cas avec 4 décès depuis août 1884 jusqu'en janvier 1889, j'ai été une des causes indirectes de plusieurs communications faites à ce sujet dans notre Société. A ce titre, j'ai vivement regretté de ne pouvoir assister à la séance de la Société de thérapeutique du 8 mai dernier où, à la suite de la discussion sur le traitement de la diphtérie, reprise sur l'initiative de M. Constantin Paul, M. Cadet de Gassicourt a répondu, avec sa grande expérience et son grand sens clinique, à la très intéressante et très complète communication de mon ami et collègue, M. le Dr Guelpa. La discussion ayant été close à la Société de thérapeutique, et MM. Cadet de Gassicourt et Guelpa étant membres de la Société de médecine pratique comme moi, j'ai tenu à examiner devant vous certains points de l'argumentation de nos deux collègues, à vous entretenir de la méthode de mon ami le Dr Gaucher, et à expliquer certaines parties de son traitement qui me paraissent avoir été mal comprises par plusieurs de nos confrères. Je dois au traitement de Gaucher de nombreuses guérisons, deux fois celle d'une personne qui m'est particulièrement chère, et c'est un simple devoir dont je viens m'acquitter, mais cela le plus brièvement possible.

Je dirai d'abord à M. Cadet de Gassicourt que son beau traité des maladies de l'enfance m'a servi de guide, plus que tout autre, dans mes débuts de pratique médicale, et que je le consulte encore au moindre embarras, à la moindre hésitation, ce qui ne m'empêche pas d'être en désaccord avec lui sur quelques parties du traitement de la diphtérie et aussi sur quelques arguments de ses précédentes communications.

Comme Gaucher, dont je ne partage pas l'opinion, M. Cadet de Gassicourt attend que ses malades se réveillent la nuit pour procéder à des badigeonnages ou à des injections, parce que, disent nos deux confrères, les malades gravement atteints n'ont pas un sommeil profond et qu'ils l'interrompent assez souvent pour permettre l'intervention. Si ce fait est exact dans la majorité des cas, je crois qu'il y aurait danger de conclure du général au particulier et de poser en principe qu'il ne faut pas interrompre le sommeil des diphtéritiques. J'ai vu des enfants et des adultes très sérieusement atteints qui dormaient profondément et dont la gorge à peu près détergée, la veille, était de nouveau tapissée de fausses membranes le matin. Dans sa communication du 24 avril dernier à la Société de thérapeutique, notre collègue M. Guelpa citait un cas que je lui ai communiqué: au moment où je me croyais certain de la guérison d'un de mes malades et où j'avais interrompu trop brusquement les soins de nuit, j'avais été dans l'obligation de tout recommencer. Il s'agissait là d'un cas bénin ; mais, dans les premiers temps où j'expérimentais la méthode de Gaucher, chez un enfant atteint d'angine grave, j'étais arrivé, après 7 jours, à pouvoir affirmer la guérison et pour laisser reposer l'enfant, je permis aux parents de le laisser dormir toute la nuit. Le lendemain matin, l'état était redevenu le même qu'au moment de la plus grande intensité de la maladie et il a fallu 8 nouveaux jours de soins pour débarrasser le malade qui a failli succomber à l'infection et au croup, car il y a eu chez lui de sérieuses menaces du côté du larynx. Gaucher ne fait des lotions que toutes les 2 heures le jour et ne réveille pas ses malades, procédés adoptés, il me semble, par M. Cadet de Gassicourt et que je ne puis que trouver insuffisants. Depuis août 1884, je fais faire nuit et jour des lotions toutes les heures et je n'ai eu qu'à me louer des résultats obtenus.

A différentes reprises, M. Cadet de Gassicourt, en termes fort mesurés, mais très intelligibles cependant, a dit qu'il était surpris du nombre de cas exposés dans certaines statistiques, de l'excellence des résultats, et qu'il craignait que par prudence les médecins ne vissent la diphtérie là où elle n'est pas. Je ne répondrai rien, pour mon compte personnel et, après quelques explications, je suis persuadé que M. Cadet de Gassicourt ne sera plus étonné du chiffre de 81 cas que j'ai donné dans ma communication du 3 janvier dernier, et, si j'insiste ainsi, c'est moins pour répondre à M. Cadet de Gassicourt, pour qui je ne suis pas en cause, que pour montrer que la diphtérie est très fréquente dans certaines localités. Ces 81 cas sont pris depuis le mois d'août 1881 jusqu'au mois de janvier 1889, c'est-à-dire en 4 ans 4 mois, ce qui fait en chiffre rond 20 cas par an. Voici, du reste, quelques chiffres absolument officiels qui établissent d'une façon péremptoire la fréquence de la diphtérie dans la localité où j'exerce :

Tableau des décès généraux de la commune de Saint-Ouen qui comptait 23,000 habitants au dernier recensement, pour 4 ans.

1884....................................	564
1885	521
1886....................................	501
1887....................................	550
Total.........	2136

Sur ces 2136 décès, combien de cas de mort par diphtérie ? Nous trouvons :

1884....................................	11
1885....................................	15
1886....................................	16
1887....................................	14
Total......	56

Je ferai remarquer aussi que les bulletins de décès sont signés en majeure partie par mes trois confrères de Saint-Ouen. Il est facile, d'après ces chiffres, de se rendre un compte à peu près exact du nombre de diphtériques à soigner ; en supposant, ce qui est très probable, qu'il y ait un décès pour 3 ou 4 cas, nous arrivons pour 3 cas au chiffre de 168, et pour 4 cas au chiffre de 224 en 4 ans. Et encore ne sont pas comptés, parmi ces décès, les malades morts dans les hôpitaux ; or, en 1885, outre les 15 décès officiels de la commune de Saint-Ouen, je connais 9 autres décès des hôpitaux, ce qui donne pour 3 mois, février, mars et avril 1885, le chiffre de 12 décès (*nombre indiqué par M. le Dr Gaucher dans une communication à la Société médicale des hôpitaux 1883*). Je suis médecin du bureau de bienfaisance avec un seul confrère, et le bureau dont nous sommes chargés est un des plus nombreux de France ; c'est précisément dans cette population qu'on observe, en raison de l'encombrement et des mauvaises conditions hygiéniques, le plus grand nombre de cas. Il est à spécifier également que je peux très bien ignorer d'autres cas de mort, ne parlant que de ceux survenus dans ma clientèle ou au bureau de bienfaisance, et il est probable que les décès dans les hôpitaux sont, au moins, d'un tiers en plus de ceux de la localité, c'est-à-dire que, s'il y a 12 morts à Saint-Ouen, il peut bien y en avoir 4 dans les hôpitaux, en raison du nombre de gens inscrits au bureau de bienfaisance et de la misère de la population.

Nous sommes donc loin du chiffre indiqué par M. Comby, 1 diphtérique pour 1000 malades, ce qui me fait dire, comme M. Guelpa, que ce chiffre me paraît bien faible, à moins, ce qui est possible au point de vue de la diphtérie, que le régime de Paris ne soit pas le même que celui de Saint-Ouen. A Paris, il n'y a pas partout le même encombrement, les mêmes conditions antihygiéniques qu'à Saint-Ouen et localités environnantes aussi populeuses, pays d'usines, où se porte le plus la classe ouvrière qui abandonne Paris à cause de la cherté des logements et de l'éloignement de son centre de travail. Pour en revenir à la statistique de M. Comby, un fait m'a frappé aussi depuis que mon attention a été réveillée à ce sujet; depuis 1883, je fais une fois par semaine, comme mon collègue du bureau de bienfaisance, la consultation gratuite de la mairie, indépendamment des visites à domicile; certaines semaines, je vois jusqu'à 60 et 80 malades à cette consultation et parmi eux le plus grand nombre se compose d'enfants; dans ce nombre, je n'ai vu que très rarement des diphtériques, et je me demande s'il n'en est pas de même au dispensaire de M. Comby, le public sachant vaguement qu'un enfant, qui se plaint de la gorge et y présente des points blancs, peut être gravement atteint; dans ce cas, les parents font plutôt venir le médecin à domicile, qu'ils ne transportent les enfants aux consultations souvent éloignées de leurs logements, dans la crainte de les exposer au refroidissement.

Après réflexion, le chiffre relevé par un médecin de la valeur de M. Comby n'a pas lieu de surprendre quant aux cas observés à son dispensaire, mais je suis persuadé que ce chiffre est bien inexact quant au nombre des cas extérieurs et, pour s'en assurer, il n'y aurait qu'à relever sur les bulletins de décès de la mairie les cas de mort par diphtérie survenus dans l'arrondissement de ce dispensaire. En calculant 3 ou 4 diphtériques pour un mort, on aurait un nombre très approximatif, et je crois qu'il ne faut pas tirer une conclusion générale du nombre de cas observés soit dans un dispensaire, soit dans une consultation de bureau de bienfaisance, soit dans une clinique quelconque.

Ce qui explique la fréquence de la diphtérie dans les localités où j'exerce, c'est le nombre d'enfants par famille, c'est l'encombrement des maisons et logements, c'est la misère sous toutes ses formes, ce sont les germes déposés sans cesse qui se réveillent à chaque instant, trouvant toujours un terrain propre à leur pullulation. J'ai vu, dans une famille composée de 9 membres, 4 personnes atteintes de diphtérie. En résumé, si ma clientèle n'est pas riche, elle est au moins fort nombreuse et s'étend sur des localités aussi populeuses que Saint-Ouen.

Après une année passée à l'hôpital des Enfants dans le service de mon vénéré maître, M. le Dr Bouchut qui, un des premiers, a traité la diphtérie par les attouchements, les lavages et les fumigations antiseptiques, devançant ainsi par sa thérapeutique et son grand sens clinique les indications plus précises inspirées depuis par les travaux de Klebs, de Roux et Yersin, avec ce nombre de population si fréquemment atteinte de diphtérie, on pourra bien admettre qu'un praticien ait fini par connaître la maladie. Je sais bien que le diagnostic est souvent des plus difficiles, surtout au début, et qu'on ne peut le poser parfois que devant un ensemble de symptômes; j'avoue même qu'il m'est arrivé de n'avoir pas su jusqu'à la fin à quoi j'avais eu à faire, mais ce n'est pas là une règle générale. Ces jours derniers, le 18 juin, je voyais avec notre confrère, le D' E. Vogt, un de ses parents atteint d'une angine que nous n'avons pu reconnaître diphtérique que 24 heures après ; le malade a mis 14 jours à guérir, les fausses membranes se reproduisant avec la plus grande rapidité, malgré les cautérisations antiseptiques et les irrigations ; mais pour un cas de ce genre, combien de fois le diagnostic est certain dès le premier examen ! Si Trousseau, Gublor et bien d'autres grands cliniciens ont pu se tromper, de pareilles erreurs peuvent bien mieux être commises par de modestes praticiens et, pour moi, je n'ai fait figurer à ma statistique que les cas dont j'avais fait le diagnostic, laissant de côté tous ceux qui étaient douteux, et ils sont nombreux ! Il y a des statistiques meilleures que la mienne, puisque j'ai 5 % de mortalité ; et j'ai vu avec la plus grande satisfaction que M. Cadet de Gassicourt a déclaré, dans la séance du 8 mai dernier, à la Société de thérapeutique, que, sur 20 cas traités par la méthode de Gaucher, il n'avait perdu que 2 malades, et encore s'agissait-il de malades d'hôpital arrivant toujours après 2, 3 et 4 jours de maladie, nous-mêmes, médecins du bureau de bienfaisance, ne voyons souvent les malades qu'après 1, 2 et 3 jours de maladie. Sa statistique se rapproche donc beaucoup de la mienne, et serait-elle plus mauvaise qu'il y aurait encore lieu d'être satisfait pour des résultats obtenus dans le milieu hospitalier ; et, si on obtient ces résultats à l'hôpital, combien meilleurs peuvent être ceux qu'on doit avoir dans les clientèles riches de la ville !

Je ne crois pas qu'il y ait à invoquer des séries plus ou moins heureuses, car depuis 1884, je n'ai employé que le traitement de Gaucher et les succès ont été constamment les mêmes. Ce traitement réussit aussi bien à Paris qu'à Saint-Ouen, qu'à Langres, où j'ai eu l'occasion de l'appliquer pendant que je faisais mes 13 jours en avril dernier.

Au moment où j'arrivai dans cette ville, éclatait une épidémie de diphtérie, maladie presque inconnue dans la localité où elle n'avait pas sévi à l'état épidémique depuis 60 ans. Avec nos confrères militaires, MM. Klein, médecin-major de 1re classe au 21e de ligne, Puig et Bonjean, nous avons traité l'enfant d'un commandant, charmante fillette de 3 ans, sérieusement atteinte et qui a rapidement guéri.

Un autre enfant traité par un médecin civil, le D' Michelot, a été très vite débarrassé d'une angine intense. Sur deux cas traités par la méthode, 2 guérisons, et j'ajoute que l'épidémie avait une sévérité exceptionnelle, ayant vu mourir sous mes yeux 3 enfants de croup et d'infection, et, parmi ces trois enfants, l'un très habilement opéré par M. le D' Klein, et une 2e, la fille d'un confrère militaire, opérée par moi dans les circonstances les plus pénibles dont je reparlerai au sujet de la communication de M. Guelpa, à propos des dangers et des difficultés de la trachéotomie.

Mais je ne veux pas laisser passer cette occasion sans remercier mes distingués confrères militaires, MM. Klein, Dogny, médecin-chef de l'hôpital militaire, Pierron, Bonjean et Puig, de l'accueil cordial que j'ai reçu d'eux ; je tenais particulièrement à leur adresser des remerciements, à rendre hommage à leur savoir dans une Société comme la nôtre, à leur témoigner ma reconnaissance pour l'honneur qu'ils m'ont fait en voulant bien essayer la méthode de mon confrère et ami le Dr Gaucher. On ne pourra plus dire ou penser que ce traitement réussit seulement entre les mains de Gaucher et les miennes, puisque le D^r Le Gendre et bien d'autres actuellement lui doivent des succès. Tout dernièrement encore, M. le Dr de Crésantignes, lui-même, si cruellement éprouvé par la terrible maladie, disait ici qu'il lui devait trois succès et nous présentait un pinceau molletonné de son invention qui est une heureuse et utile innovation. Les tampons de notre confrère ont une résistance suffisante et, sans érailler la muqueuse, on limite bien l'action à exercer sur les fausses membranes qui adhèrent très fortement au molleton.

Leur élasticité est très comparable à l'élasticité de la pulpe du doigt, ce qui constitue une grande qualité.

Je m'en suis servi chez le malade, parent du Dr Vogt que j'ai vu avec lui et, grâce au pinceau molletonné, les fausses membranes très résistantes se sont bien détachées, mieux qu'avec le pinceau ordinaire de blaireau dont j'avais fait usage avant d'avoir les tampons de notre collègue.

Au sujet de la dernière communication de notre collègue M. Guelpa, je commencerai par lui exprimer toute mon admiration pour son enthousiaste ténacité à faire prévaloir des idées que je partage, sauf sur quelques points et [tout particulièrement sur la trachéotomie hâtive, la trépanation de l'antre d'Hygmore et le ramonage violent des fosses nasales. Son enthousiasme, selon l'heureuse expression de M. Cadet de Gassicourt, n'est qu'une des formes de l'amour de l'humanité, si admirable quand on l'emploie à soulager et à guérir, souvent au péril de sa vie ; mais il me semble qu'il se laisse entraîner un peu loin, et que, s'il a reproché en termes très convenables à M. Cadet de Gassicourt des théories qu'il considère comme dangereuses, il en émet aussi qui sont très discutables.

Après quelques questions de détail, j'aborderai les trois questions graves, la trachéotomie hâtive, la trépanation de l'antre d'Hygmore et le ramonage violent des fosses nasales.

Dans une de ses communications, M. Guelpa dit que Gaucher et moi nous nous trompons dans l'interprétation de nos succès, et que c'est aux injections phéniquées et non à l'ablation des fausses membranes, suivie de la cautérisation antiseptique de la muqueuse sous-jacente, que nous devons nos bons résultats. D'après le travail de Roux et Yersin, c'est à l'accident primitif, à la fausse membrane, qu'il faut le plus rapidement s'adresser, et c'est dans notre Société l'avis d'un médecin comme M. Cadet de Gassicourt. Quand la fausse membrane est épaisse, étendue, résistante, fortement infiltrée dans la muqueuse ou dans des amygdales anfractueuses, à cryptes nombreuses et développées, les injections les plus répétées ont souvent bien de la peine à la détacher, et je considère que les injections sont nécessaires pour parquer la maladie et l'empêcher de s'étendre ailleurs, mais que les cautérisations antiseptique sont utiles et indiquées pour détruire sur place la virulence, empêcher la pullulation et les sécrétions microbiennes, surtout quand les fausses membranes sont résistantes et étendues. Ce n'est pas à dire pour cela que Gaucher et moi ne croyons pas à toute la valeur et à toute l'importance des injections, comme on a pu le penser, puisque Gaucher écrit, page 9 de son travail sur sa méthode, « auxquelles (*injections*) *j'attache aussi une très grande importance* ». Nous les employons toujours, moi-même plus souvent que Gaucher, y compris les heures de nuit. Ni Gaucher ni moi n'avons jamais employé le mot raclage qui a pu effrayer ; le mot *ablation* est plus exact, puisque nous évitons, autant qu'il est possible, d'excorier la muqueuse et de produire le moindre traumatisme.

On a reproché au traitement de Gaucher de pouvoir causer l'intoxication phéniquée par absorption à la suite des cautérisations et des irrigations. En effet j'ai vu, quelquefois l'urine devenir brune et même noire, mais je n'ai jamais assisté à une intoxication phéniquée et cette absorption en petite quantité ne peut-elle être avantageuse pour combattre l'infection générale ? Du reste, quand cette coloration se produit, je substitue aux irrigations phéniquées les irrigations boriquées, je diminue la quantité d'acide phénique contenu dans le collutoire et je n'ai pas constaté, je le répète, un seul cas qui ait pu me causer de l'inquiétude.

Pour les difficultés et les troubles de la déglutition, je n'ai jamais vu qu'ils soient plus considérables qu'avec d'autres traitements, d'autant plus que l'acide phénique en solution, seulement à 2 %, diminue la sensibilité de la peau et doit agir bien plus activement encore sur une muqueuse.

Quant à l'alimentation, il est indispensable de nourrir et soutenir les malades par tous les moyens en notre pouvoir, voire même le gavage à la sonde (de Saint-Germain, Jules Simon).

L'alimentation est un des plus sûrs garants de succès et, quand on voit un diphtérique ne plus vouloir rien accepter, le meilleur des traitements est bien près d'échouer, tout au moins dans la grande majorité des cas. Je crois aussi qu'il ne faut purger et faire vomir les malades qu'avec la plus extrême prudence et dans des circonstances où l'indication est nettement posée.

Il est dans la pensée de M. Guelpa que les malades doivent guérir toujours, ou à peu près toujours, quand ils sont traités à temps. Il y a des cas si insidieux, à marche si rapide, si foudroyante qu'on a bien peine à arriver à temps et, au sujet de ces cas, je m'exprimais ainsi dans ma communication du 3 janvier dernier : « *Avec cette évolution rapide, cette intensité de l'infection, un traitement peut-il réussir et en troucera-t-on jamais un qui soit infaillible ?* ». Et c'é-

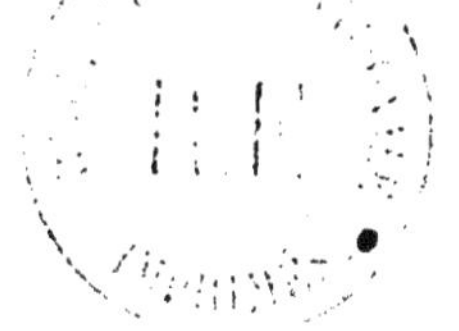

tait à propos de l'observation suivante, que je rapporte parce qu'elle est typique en son genre et prête bien à la méditation sur la valeur d'un traitement quelconque en certains cas : le 21 décembre 1888, au matin, vers 11 heures, j'étais appelé auprès de l'enfant Juquelti, 185, boulevard Victor-Hugo, à Saint-Ouen, superbe enfant de 4 ans 3 mois, qui avait été renvoyé de l'école vers 3 heures, le 20 décembre, pour des vomissements subits. Au moment de mon examen, l'enfant a le teint plombé, une prostration complète ; rien d'appréciable du côté d'aucun organe, aucune éruption, le pouls est petit, lent, à 60 pulsations ; la peau est visqueuse et froide, l'engorgement ganglionnaire est énorme, c'est le véritable cou proconsulaire, il y a du jetage, toute la bouche et le pharynx, bien que le larynx soit libre, sont tapissés de fausses membranes très résistantes, d'un gris noirâtre du plus mauvais aspect. En présence de cet état, je fus pris de désespérance et j'avoue n'avoir même pas essayé le traitement, craignant que l'enfant ne succombât pendant les manœuvres qu'il nécessite. L'aurais-je même essayé que je suis persuadé qu'il n'aurait été d'aucune utilité et l'enfant mourait le lendemain matin à 4 heures. Sa sœur, belle et forte fillette de 6 ans 1/2, atteinte à son tour 3 jours après, succombait dans des conditions identiques à l'hôpital où elle avait été envoyée par un de mes confrères de Saint-Ouen. J'ai vu, une autre fois, un jeune enfant de 3 ans emporté par l'infection en moins de 30 heures, et sa famille avait perdu un autre enfant dans des circonstances à peu près semblables.

Mais là où je diffère absolument d'avis avec mon collègue le Dr Guelpa, c'est quand il émet l'opinion que la trachéotomie n'est pas difficile ni dangereuse.

La trachéotomie qui est une admirable opération, de l'avis de tous actuellement, doit rester une opération de sauvetage, pour me servir de l'expression très juste de M. Cadet de Gassicourt, opération à pratiquer seulement dans des conditions très précises et très précisées par nos maîtres. Mais opérer *hâtivement*, selon l'opinion de M. Guelpa, et opérer *à temps*, suivant les indications classiques, constituent deux manières de voir bien différentes, bien éloignées l'une de l'autre, séparées par l'opinion de tous les cliniciens qui se sont occupés de la question, et je reste résolument du côté des classiques. Sauverait-on beaucoup plus de malades en opérant hâtivement, et n'assumerait-on pas une grande responsabilité en faisant une opération grave dont les indications sont nettement posées depuis longtemps et sans que ces indications existent ? A cela on me répondra que tout change, que tout progresse et qu'on fait actuellement des opérations que le chirurgien le plus habile et le plus audacieux n'aurait pas tentées autrefois ; mais sous la plaie de la trachéotomie resteront toujours les bronches et les poumons, qu'on ne peut traiter antiseptiquement comme le péritoine, par exemple, qu'on a sous l'œil et sous la main ! Si les espérances de M. Guelpa se réalisent plus tard, je serai le premier à dire que je me suis trompé et à faire amende honorable pour avoir soutenu des idées que je considère comme vraies à l'heure présente. Si une réaction se produisait contre la *trachéotomie tardive*, comme l'entend M. Guelpa, pourquoi, au lieu d'ouvrir la trachée, ne pratiquerait-on pas le tubage du larynx, cette intervention non dangereuse préconisée par mon maître, M. le Dr Bouchut, à laquelle il a fallu, après une condamnation célèbre, faire le tour du monde pour nous revenir avec des résultats égaux, sinon supérieurs à ceux de la trachéotomie? Pour ma part, je l'ai pratiquée une fois dans un cas de laryngite striduleuse chez une fillette de 5 ans chez laquelle on aurait pu, sans rien se reprocher, faire la trachéotomie, et mon intervention a été si satisfaisante que je me suis bien promis de recommencer à la première occasion.

Tous les médecins et chirurgiens qui ont soigné des diphtériques ont vu quelquefois des enfants revenir à la santé sans opération, après avoir présenté de grandes menaces du côté du larynx : et je me souviens qu'étant encore étudiant j'ai soigné avec un de mes amis, actuellement médecin de la marine, le Dr Peigné, sous la direction du Dr Triboulet, un jeune enfant, 6, rue Dohis, à Vincennes, qu'on a été sur le point de trachéotomiser pendant au moins trois jours et qui a guéri sans opération. Le premier enfant que j'ai traité par la méthode de Gaucher en 1884, et que j'ai vu avec lui, a eu la voix éteinte, du tirage et a guéri sans trachéotomie. On pourrait multiplier ces exemples qui, malgré leur nombre, ne constituent malheureusement pas une règle ordinaire, ce qui donnerait de la valeur à la pensée de notre collègue qui croit que la trachéotomie ne réussit pas plus souvent parce qu'elle est faite trop tard ; mais à l'heure actuelle peut-on considérer comme assez sûre, pour opérer hâtivement, une opération qui, pour un ensemble de statistiques et des meilleures, donne un succès sur cinq opérés et procède par séries entièrement malheureuses, alors même que l'opération est faite par des médecins, des chirurgiens, ou des internes habiles et habitués à la pratiquer ? J'ai fait un assez grand nombre de ces opérations pour en avoir une certaine habitude et j'envisage la trachéotomie non seulement comme dangereuse par ses suites, mais fort difficile à pratiquer en différentes circonstances. Du reste, pour se convaincre de la vérité des assertions que j'émets, il n'y a qu'à jeter un coup d'œil sur l'histoire de la trachéotomie, et permettez-moi d'examiner rapidement avec vous ce qu'en ont pensé les différents auteurs.

Hippocrate n'a pas connu la trachéotomie ou a trouvé l'opération trop dangereuse, puisqu'il conseille l'introduction d'une canule dans la trachée par les voies naturelles (tubage actuel). La trachéotomie, attribuée par Galien à Asclépiade, a été pratiquée surtout par Antyllus dont Paul d'Egine décrit le procédé. Elle a été repoussée par Arétée et Cœlius Aurelianus, Rhazès, Avicenne et Albucasis qui nous raconte dans son traité Al — Tassrif (*Exposition des Matières*) qu'à Cordoue et dans tout son pays personne n'oserait la pratiquer. Guy de Chauliac ne la propose qu'avec les plus grandes réserves quand on croit que le malade va se perdre : « *Il faut ouvrir*, dit-il, *la gargamelle entre les deux anneaux tellement que le malade puisse haleiner et la laisser ouverte trois jours et non plus jusqu'à ce que la malice du mal soit passée* ». Il est un des premiers à avoir tiré des indications précises pour l'opération de l'état de la respiration et à avoir constaté ses complications ultérieures. Musa, Brassavale, Sanctorius, Fabrice d'Aquapendente et Casserio, Garengeot, Habicot, Scultet, Vicq d'Azyr, Louis particulièrement, Desault, Boyer, Pelletan, Bretonneau et Trousseau pratiquent la trachéotomie et écrivent sur cette opération, mais aucun d'eux n'a dit qu'elle est inoffensive et tous parlent de ses dangers et de ses difficultés.

Les auteurs de notre époque sont du même avis : Krishaber et surtout M. de Saint-Germain, qui a fait tant de trachéotomies et qui opère avec une extrême habileté, insistent sur les indications et ce dernier, dans ses cliniques si intéressantes et si pratiques, rappelle la discussion qui eut lieu en 1874 à la Société de chirurgie où tous les membres de cette Société, moins un seul, déclarèrent que la trachéotomie est une des opérations les plus émouvantes et les plus fertiles en incidents imprévus. Il y a donc des dangers consécutifs à l'opération et inhérents à l'opération elle-même. En 1887, j'opérai, avec l'aide du Dr Gaub, une enfant de 2 ans 1/2 qui avait été vue par le Dr E. Gaucher ; l'opération fut exécutée sans incident, l'introduction de la canule se fit sans difficulté, tout fut mené rapidement, et, malgré toutes les précautions post-opératoires, l'enfant succombait 48 heures après d'une pneumonie double des plus nettes. Broncho-pneumonie, pneumonie, abcès, phlegmons, ulcérations de la trachée sont accidents fréquents après la trachéotomie faite sur des malades atteints de toute autre affection que la diphtérie, qui se complique encore mieux après cette opération que toutes les autres maladies qui peuvent la nécessiter.

Pendant l'opération elle-même, on se heurte à des difficultés et à des accidents d'une haute gravité : hémorrhagies, difficultés d'introduction de la canule, suffocation sont des accidents relativement fréquents ; et ne perd-on pas des malades sur la table d'opération quand même l'opération est faite à temps et par des opérateurs habiles, agissant rapidement ? Et, circonstances aggravantes encore, c'est qu'on opère souvent en pleine nuit, sans aucune préparation préalable, sans éclairage suffisant, sans aides expérimentés, enfin dans les plus mauvaises conditions que je nommerai volontiers intrinsèques et extrinsèques. Enfin, ne voit-on pas la diphtérie recevoir comme un coup de fouet après l'opération et prendre des allures infectieuses qu'elle n'avait pas avant, comme l'a fait remarquer M. Cadet de Gassicourt ?

Pendant mon séjour à Langres, j'opérai en présence de mes confrères militaires, MM. les docteurs Klein, Dogny et d'autres médecins, la fille de 2 ans 1/2 d'un confrère militaire absent, en tournée de revision. L'enfant avait été prise d'angine qui avait gagné le larynx assez rapidement et déjà, dans la journée, l'indication de la trachéotomie était nettement posée ; mais, en raison de l'absence du père et de circonstances indépendantes de notre volonté, l'opération ne put avoir lieu que la nuit suivante et, à ce moment, ce n'était plus qu'une opération à tenter *in extremis* sans espoir fondé de succès. Mes craintes de voir l'enfant succomber pendant l'opération ne se sont que trop réalisées ; je verrai, toute ma vie, la mère désolée et résignée embrassant son enfant mourante et, pour ne pas perdre un instant, je fis la trachéotomie suivant le procédé rapide de M. de Saint-Germain. La trachée fut vivement ouverte, mais hémorrhagie abondante et, quand je voulus introduire la canule, j'éprouvai les plus grandes difficultés. La trachée était fort petite, rétrécie encore par une énorme couche de fausses membranes et l'enfant succombait entre mes mains.

Une autre fillette, de 3 ans 1/2, est morte sous mon bistouri. Enfin, en opérant une fillette de 9 ans, j'ai eu affaire à une hémorrhagie fort inquiétante et j'ai éprouvé de grandes difficultés pour introduire la canule ; la fillette est vivante, mais l'opération qui l'a sauvée a été des plus mouvementées et des plus graves. Je veux bien admettre que ces opérations ont été trop retardées, que les difficultés avec lesquelles je me suis trouvé aux prises, sont exceptionnelles ; mais, en médecine comme en chirurgie, il faut surtout compter avec les exceptions.

Là où s'accentue notre divergence d'opinion, c'est quand M. Guelpa propose, en certains cas, la trépanation de l'antre d'Hygmore et le ramonage violent des fosses nasales devenues imperméables aux injections.

La diphtérie nous prouve, tous les jours, qu'elle n'aime pas la violence, qu'elle est ennemie du traumatisme et, en agissant ainsi, je craindrais bien d'activer la maladie et de nuire au malade. Par ces trois propositions, trachéotomie hâtive, trépanation de l'antre d'Hygmore et ramonage violent des fosses nasales, M. Guelpa laisse loin derrière lui les cautérisations antiseptiques de Gaucher qu'il considère comme inutiles ou dangereuses. Il est très juste de dire aussi que l'opinion de notre collègue au sujet de la trépanation de l'antre d'Hygmore est basée sur ce fait, qu'il a constaté dans des autopsies, que l'antre d'Hygmore était tapissée de fausses membranes ; mais les autopsies ont-elles été assez nombreuses pour pouvoir affirmer que l'existence des fausses membranes dans cette cavité constitue un accident accoutumé ? Pour lui, cette opération ne serait tentée que dans les cas extrêmes, quand les malades sont considérés comme perdus ; mais ne serait-ce pas trop tard à ce moment, l'infection ne serait-elle pas trop profonde et une opération sanglante ne viendrait-elle pas hâter une mort déjà imminente ?

Dans l'énumération que fait notre collègue M. Guelpa des divers traitements qui ont été préconisés contre la diphtérie, il parle à peine d'une méthode qui a donné d'excellents résultats entre les mains d'un médecin, justement apprécié dans son pays comme savant praticien et comme homme, je veux parler du Dr Bleynie, professeur honoraire de l'école de médecine de Limoges. Son traitement par la glace, du reste déjà recommandé par d'autres, Blanc, Grand-Boulogne, Beaudon, qui en avaient obtenu de bons résultats, consiste à introduire dans la bouche, toutes les 10 minutes, nuit et jour, un fragment de glace et à nourrir et soutenir les malades par le vin. Depuis 1865, le Dr Bleynie n'a eu que des succès, comme il ressort de cet opuscule, sous forme de lettre, que j'ai entre les mains et qui est daté de Limoges, 5 mai 1881. La glace, administrée si fréquemment, agit très probablement en arrêtant la pullulation des microbes et en favorisant la chute des fausses membranes qui a lieu du 2e au 8e jour (Bleynie). J'ai dû à ce traitement 2 guérisons avant que je me serve exclusivement de la méthode de Gaucher ; je connais des personnes qui ont été guéries par la glace et je sais que plusieurs médecins ont employé cette médication ; mais les résultats n'ont pas toujours été aussi favorables qu'entre les mains de M. Bleynie, tant il est vrai, comme l'a si bien fait ressortir notre collègue, le Dr Guelpa, que les mêmes médications réussissent en certaines mains et échouent dans d'autres. Si j'ai rappelé ce traitement et le nom de Bleynie qui a eu d'indiscutables succès, c'est pour montrer que son enthousiasme et la confiance dans la médication dont il a été le plus fervent adepte, sont, en tous points, comparables à l'ardeur que met M. Guelpa à faire prévaloir des idées qu'il expose avec talent et qu'il défend avec énergie. Les assertions du Dr Bleynie sont identiques à celles de notre collègue, et il est réconfortant d'entendre deux médecins distingués, ayant une grande habitude de la diphtérie, affirmer comme d'autres actuellement, d'une façon aussi positive, à plusieurs années d'intervalle, que la diphtérie doit être classée parmi les maladies bénignes et doit cesser de faire autant de victimes. Leur opinion est consolante dans un temps où la diphtérie prélève une dîme de plus en plus croissante et, sans être aussi affirmatif que M. Bleynie et mon collègue et ami Guelpa, je suis persuadé qu'avec une médication énergiquement appliquée à tous les instants, de jour et de nuit, on peut sauver la très grande majorité des malades, le traitement de la diphtérie ayant cessé d'être une simple méditation sur la mort.

Clermont (Oise). — Imprimerie Daix frères, place Saint-André, 3.

OUVRAGES ET PUBLICATIONS ÉDITÉS PAR LA SOCIÉTÉ

DU

JOURNAL DE MÉDECINE DE PARIS

OUVRAGES

Le Formulaire des médicaments nouveaux, 1000 formules usuelles portant sur les médicaments et les médications nouvelles, un vol. in-8° de 360 pages. Prix : 4 fr.

Étude médico-légale sur les assurances sur la vie et le Secret médical. Un vol. in-12, par le D' Lutaud, Paris 1887, Steinheil. Prix : 2 fr.

Guide administratif du médecin-accoucheur et de la sage-femme, par M. Louet, un vol. in-12. Prix : 3 fr.

Étude sur la Prophylaxie de la syphilis et la Réglementation de la Prostitution à Paris. Rapport adressé à M. le Préfet de Police par le D' Le Pileur, médecin de Saint-Lazare, un vol. in-8° sur papier de luxe. Prix : 2 fr.

La traite des blanches à Londres et Paris, par le D' Minime, contenant outre la reproduction *in extenso* des articles de la *Pall Mall Gazette*, sur les *Scandales de Londres* qui ont étonné l'Europe, des *Commentaires sur la Prostitution en France et en Angleterre*, un vol. in-12 de 350 pages. Prix : 3 fr. 50.

Le Parnasse hippocratique, Recueil de 300 pièces de vers dont plusieurs sont inédites, sur des sujets graves ou légers se rattachant de près ou de loin à la médecine. Tous les genres y figurent, hors le genre ennuyeux, et le D' Minime, qui est l'auteur de cette collection, a pris pour devise : *Le rire est salubre,* un vol. in-12 avec eau forte d'Escudier. Prix : 3 fr. 50.

La rage et M. Pasteur, études cliniques et critiques sur la méthode thérapeutique de l'école normale, par le D' Lutaud, un vol. in-12. Prix : 3 fr. 50.

Étude sur les hôpitaux d'isolement appliqués au traitement et à la prophylaxie de la variole et autres maladies contagieuses, un vol. gr. in-8° de 300 pages, avec 45 planches coloriées, par les D" Lutau et Douglas-Hogg. Paris 1886. Prix : 12 fr.

L'Obstétrique et la Gynécologie en 1888, revue annuelle des travaux français et étrangers, publiée sous la direction du D' A. Lutaud. Un vol. in-8° de 500 pages. Prix : 5 fr.

La Thérapeutique médico-chirurgicale en 1888, revue annuelle des travaux français et étrangers, publiée sous la direction du D' Paul Rodet. Un vol. in-8° de 500 pages. Prix : 5 fr.

Leçons de Gynécologie opératoire professées en 1888 par MM. Vulliet, professeur à la Faculté de Genève, et Lutaud, médecin de Saint-Lazare, un vol. in-8° avec 150 fig. dans le texte. Paris. Prix : 10 fr.

Cet ouvrage contient le manuel opératoire de toutes les opérations gynécologiques introduites dans la thérapeutique chirurgicale pendant ces dernières années.

Ces ouvrages sont envoyés franco contre mandat ou timbres-poste adressés à M. JOURDAIN, 35, boulevard Haussmann, Paris. Réduction de 25 % pour les abonnés du *Répertoire* et des autres publications périodiques dont les noms suivent :

PUBLICATIONS PÉRIODIQUES

Revue obstétricale et gynécologique publiée sous la direction de MM. les professeurs Vulliet et Lutaud, à l'usage des médecins praticiens, un n° par mois avec gravures. Prix de l'abonnement pour l'Union postale. 5 fr.

Répertoire de thérapeutique médico-chirurgicale, à l'usage des médecins-praticiens, publié sous la direction du D' Paul Rodet, un n° par mois. Prix de l'abonnement annuel. 5 f.

Le Formulaire, Revue des médicaments nouveaux, publiée par cahiers mensuels, contenant toutes les nouvelles formules. Recueil exclusivement pratique, publié par le D' Louis Rogers, prix de l'abonnement annuel. 3 fr.

Bulletin et mémoires de la Société obstétricale et gynécologique de Paris, 10 n" par an avec planches, prix de l'abonnement. 8 fr.

On s'abonne par l'envoi de timbres ou mandat postal à l'adresse de M. JOURDAIN 5, boulevard Haussmann, n° spécimen envoyé sur demande.

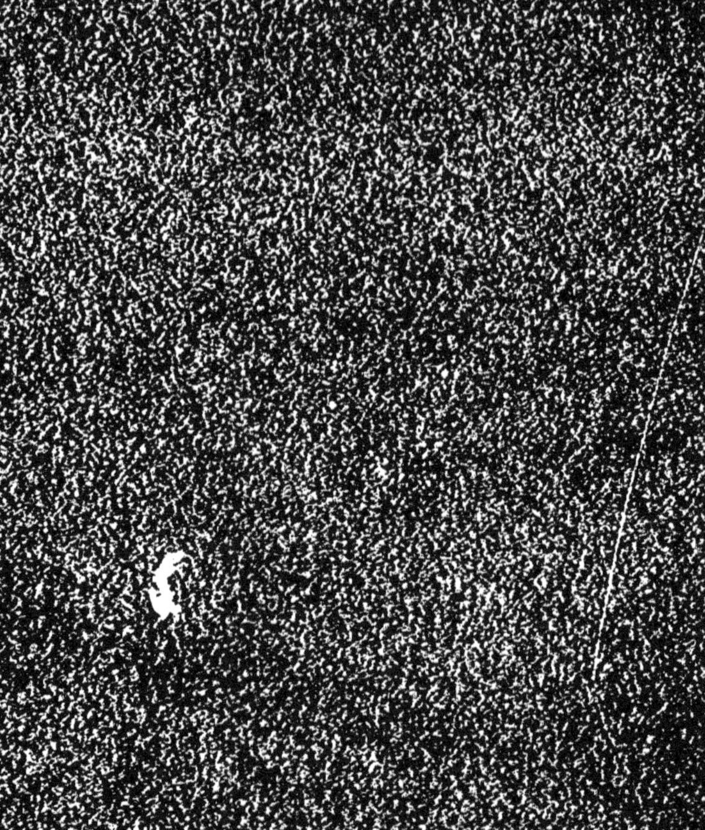
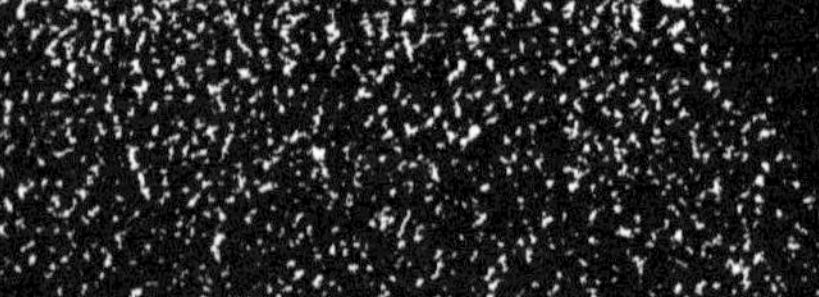

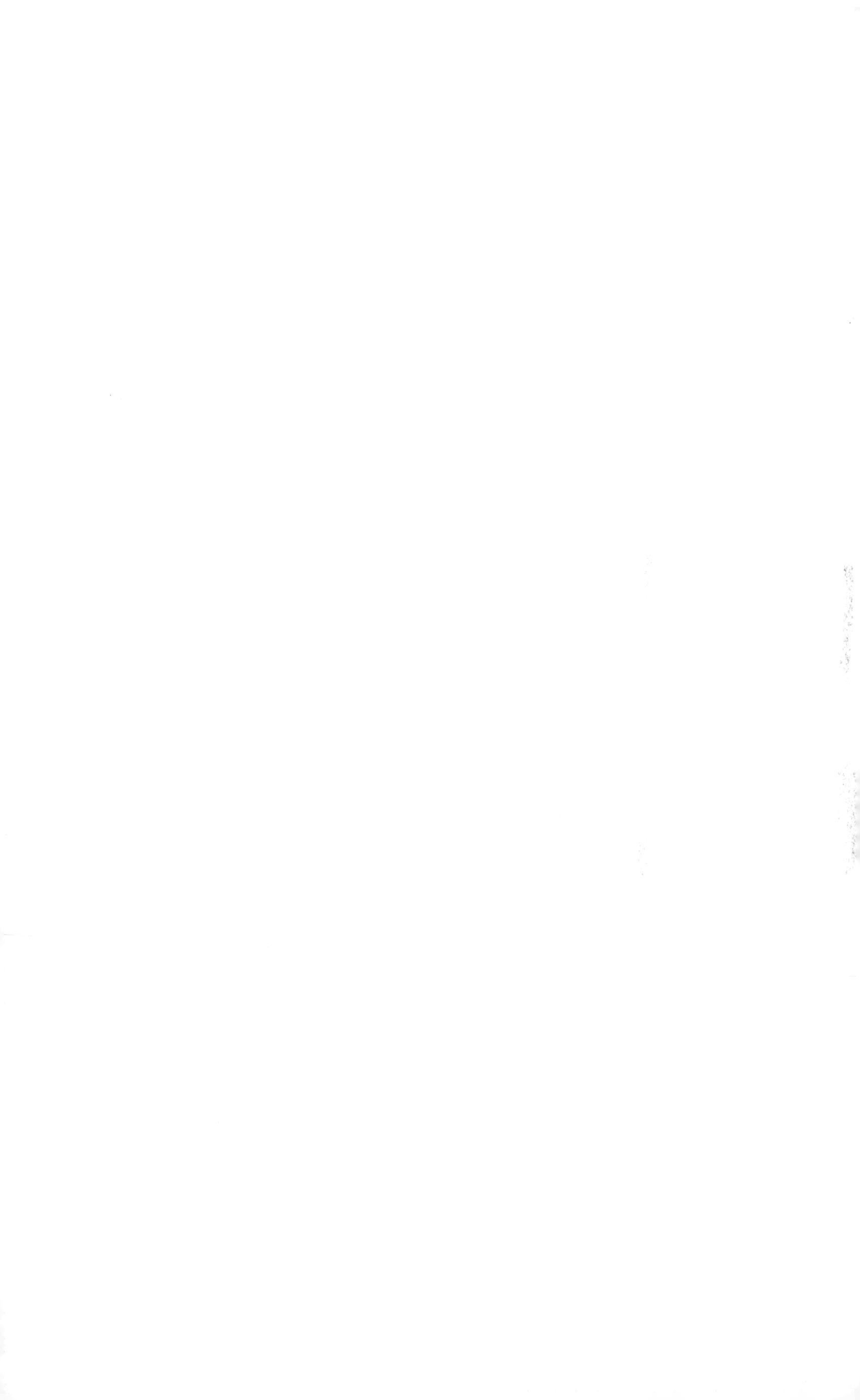

www.ingramcontent.com/pod-product-compliance
Ingram Content Group UK Ltd.
Pitfield, Milton Keynes, MK11 3LW, UK
UKHW021052120726
13693UKWH00006B/2575